LA LONGÉVITÉ

ET

LA MÉDECINE DOSIMÉTRIQUE

CONFÉRENCE

donnée le 28 Avril 1897, à la Salle de la Société de Géographie

PAR

le Dʳ L.-Th. CHAZARAIN

ANCIEN MÉDECIN DES HOPITAUX CIVILS DE SAINT-LOUIS
ET DE SAINTE-MARIE-DE-BATHURST (SÉNÉGAMBIE)
LAURÉAT DE L'ACADÉMIE DE MÉDECINE
PRÉSIDENT DE LA SOCIÉTÉ DE MÉDECINE DOSIMÉTRIQUE

INSTITUT DOSIMÉTRIQUE DU Dʳ BURGGRAEVE
21, Place des Vosges, 21
PARIS

LA LONGÉVITÉ

ET

LA MÉDECINE DOSIMÉTRIQUE

CONFÉRENCE

donnée le 28 Avril 1897, à la Salle de la Société de Géographie

PAR

le Dr L.-Th. CHAZARAIN

ANCIEN MÉDECIN DES HOPITAUX CIVILS DE SAINT-LOUIS
ET DE SAINTE-MARIE-DE-BATHURST (SÉNÉGAMBIE)
LAURÉAT DE L'ACADÉMIE DE MÉDECINE
PRÉSIDENT DE LA SOCIÉTÉ DE MÉDECINE DOSIMÉTRIQUE

INSTITUT DOSIMÉTRIQUE DU Dr BURGGRAEVE
21, Place des Vosges, 21
PARIS

PREMIÈRE PARTIE

La longévité par la sobriété et la modération en tout. — Durée normale et durée moyenne de la vie. — Limite extrême de la vie. — Quelques exemples. — Influence de la sobriété sur la durée de la vie normale. — Longévité de Luigi-Cornaro.

Quelle que soit l'idée que nous nous fassions de la destinée de l'homme, que nous ayons la conviction de notre immortalité ou que nous considérions la mort comme la destruction complète, définitive de notre être, nous aimons la vie et nous l'aimons si bien que, malgré les tristesses et les épreuves qu'elle nous apporte si souvent, il est rare que nous ne demandions pas à vivre le plus longtemps possible.

Il nous importe donc de savoir quelle est la durée naturelle, ordinaire, normale de la vie de l'homme et quels sont les moyens de longévité dont nous disposons.

C'est cette double question que je me propose de traiter devant vous.

Je m'appuierai, pour cette tâche, sur les travaux de deux auteurs éminents qui ont écrit chacun un livre sur cette matière ; Flourens, philosophe et naturaliste, qui fut secrétaire perpétuel de l'Académie des sciences, et le Dr Burggraeve, professeur émérite de la Faculté de médecine de Gand et créateur de l'alcaloïdo-thérapie dosimétrique.

Durée de la vie normale et durée moyenne de la vie

Et d'abord, disons ce qu'il faut entendre par *durée de la vie normale*, afin de ne pas la confondre avec la durée moyenne de la vie.

La *vie normale* est la vie que chacun vit réellement, ou peut vivre par la constitution de son corps. Nous verrons plus loin que sa durée est de cent ans.

Le chiffre de la vie moyenne s'obtient par le calcul d'un certain nombre de vies, en compensant les plus courtes par les plus longues et toutes, les unes par les autres.

On ne vivait à Paris, l'un portant l'autre, que 22 à 23 ans au temps de Voltaire ; de 28 à 32 ans, en 1850 ; actuellement, on vit environ 35 ans.

La vie moyenne est donc ce que l'on vit, l'un portant l'autre. Pur calcul de statistique.

On peut encore dire que la vie vie *moyenne* est la vie que les hommes se sont faite, et la vie *normale*, celle que la nature leur avait accordée.

La vie normale, qui devrait être la règle pour l'homme, s'il observe les lois de la nature, n'est plus qu'une exception. La plupart des hommes, en effet, meurent de maladie : très peu meurent de vieillesse proprement dite.

C'est que l'homme s'est fait un genre de vie artificiel, où le moral est plus souvent malade que le physique et où le phyque même est plus souvent malade qu'il ne le serait dans un ordre d'habitudes plus sereines, plus calmes, plus constamment et plus judicieusement laborieuses.

« L'homme périt à tout âge, dit Buffon, au lieu que les animaux semblent parcourir, d'un pas égal et ferme, l'espace de la vie... Les passions et les malheurs qu'elles entraînent (après elles) influent sur la santé et dérangent les principes

qui nous animent; si l'on observait les hommes, on verrait
que presque tous mènent une vie timide et contentieuse, et
que la plupart meurent de chagrins. »

Quand l'homme peut échapper aux causes multiples do
maladie qui le menacent sans cesse, quand il ne meurt pas
de maladies accidentelles, il vit partout 90 ou 100 ans.
L'homme policé, l'homme sauvage, le riche, le pauvre, l'ha-
bitant de la ville, celui des campagnes, si différents entre eux
par tout le reste, se ressemblent à cet égard et n'ont chacun
que la même mesure, le même intervalle de temps à parcourir
depuis la naissance jusqu'à la mort.

C'est que, comme l'observe Flourens, la durée de la vie ne
dépend ni du climat, ni de la nou   re, ni de la race ; elle ne
dépend de rien d'extérieur ; ell   e dépend que de la constitution intime, et, si l'on peut ainsi parler, de la vertu intrin-
sèque de nos organes.

D'après ce savant, la durée de la vie, chez l'homme comme
chez l'animal, est dans un rapport constant avec la durée
particulière d'accroissement de chaque espèce.

Il ne faut pas s'étonner de cette dépendance : tout, dans
l'économie animale, n'est-il pas soumis à des lois fixes?
Voyez ! chaque espèce a sa taille distincte. Le chat et le tigre
sont des espèces très voisines, très semblables par leur organisation tout entière ; cependant le chat garde toujours sa
taille de chat et le tigre sa taille de tigre.

Chaque espèce a sa durée déterminée de gestation. Dans
l'espèce du lapin, la gestation dure 30 jours, dans celle du
cochon d'Inde, 60 ; la chatte porte 56 jours ; la chienne, 64 ;
la lionne, 108, etc.

Chaque espèce a encore sa durée d'accroissement et cette
durée sert à mesurer la durée totale de la vie.

Mais à quoi reconnaît-on que l'accroissement de l'animal est achevé?

Le signe certain qui marque le terme de l'accroissement a été indiqué par Flourens : il se trouve dans la réunion des os à leurs épiphyses.

Tant que les os ne se sont pas réunis à leurs épiphyses, l'animal croît; dès que cette réunion est effectuée l'animal cesse de croître.

Eh bien, cette réunion des os et des épiphyses s'opère à *20 ans*. Elle se fait dans le chameau à 8 ans; dans le cheval, à 5 ans, etc.

Or, l'homme vit 90 ou 100 ans, le chameau en vit 40; le cheval, 25 ; le bœuf, de 15 à 20; le lion vit environ 20 ans; le chien, de 10 à 12 ans; le chat, de 9 à 10 ; le lapin vit 8 ans; le cochon d'Inde, de 6 à 7, etc.

Le rapport, entre les deux séries de nombres, est exactement 5. Nous pouvons donc désormais conclure de la durée de l'accroissement à la durée naturelle de la vie : *la durée de la vie est 5 fois celle de l'accroissement.*

Exemple : l'homme est 20 ans à croître et il vit 5 fois 20 ans, c'est-à-dire 100 ans; le chameau est 8 ans à croître et il vit 5 fois 8 ans. ou 40 ans : le cheval est 5 ans à croître et il vit 5 fois 5 ans, c'est-à-dire 25 ans, et ainsi des autres.

Ainsi, la durée de l'accrosseiment donne bien celle de la vie.

Tous les phénomènes de la vie tiennent les uns aux autres par une chaîne de rapports suivis : la durée de la vie est donnée, comme nous venons de le voir, par la durée de l'accroissement; la durée de l'accroissement est donnée par la durée de la gestation; la durée de la gestation par la grandeur de la taille.

Plus l'animal est grand, plus la gestation se prolonge. Com.

parez, sous ce rapport, le lapin et l'éléphant. La gestation du lapin est de 30 jours, celle de l'éléphant est de près de deux ans.

Jusqu'à Flourens, on ne savait rien de positif sur la durée naturelle de la vie de l'éléphant, qu'on faisait varier entre 130 et 500 ans.

Grâce aux recherches de ce savant, on a la preuve indiscutable que chez l'éléphant la suture des os à leurs épiphyses se fait aux environs de 30 ans et que, par suite, l'animal vit 150 ans.

Nous voilà fixés sur la durée normale de la vie chez l'homme et chez les principales familles animales dont l'organisation se rapproche le plus de la sienne, ainsi que sur le signe qui sert à la mesurer.

Il ne nous reste plus qu'à voir s'il n'y aurait pas quelque rapport général, quelque mesure commune au moyen desquels on pourrait déterminer la durée extraordinaire, la limite extrême de la vie.

Limite extrême de la vie

Haller cite deux exemples de vie extrême, l'un 152 ans et l'autre 169 ans, et il se fonde sur ces deux exemples pour dire que l'homme, lorsqu'il prolonge sa vie jusqu'à sa dernière limite, ne vit guère moins de deux siècles.

Le vieillard de 152 ans se nommait Thomas Parr. Il était du comté de Shrop, sur les confins du pays de Galles.

Devenu fameux par son grand âge, le roi Charles Ier désira le voir. On le fit venir à la cour ; et là, pour lui faire fête, on le fit trop manger : il mourut d'indigestion.

Harvey le disséqua et trouva tous ses viscères parfaitement sains ; les cartilages de ses côtes n'étaient pas ossifiés, etc. ;

il aurait pu vivre encore quelques années, il était mort d'accident.

Buffon, à son tour, raconte, avec un soin tout particulier, l'histoire d'un cheval qui vécut cinquante ans ; et cette petite histoire est pleine de détails curieux.

Le duc de Saint-Simon vendit, en 1734, à l'évêque de Metz, son cousin, un cheval âgé de dix ans ; l'évêque de Metz (Saint-Simon) étant mort en 1760, l'évêque, son successeur, garda le cheval et continua à le faire travailler sans ménagement jusqu'en 1766. On s'aperçut alors que le cheval avait besoin d'être ménagé : on le fit moins travailler, mais on le fit toujours travailler. Jamais l'animal ne fut laissé oisif. On lui avait fait faire un petit tombereau, de moitié moins grand que les tombereaux ordinaires. Il traînait d'abord ce tombereau depuis la pointe du jour jusqu'à l'entrée de la nuit ; il ne le traîna plus ensuite que durant quelques heures. Enfin, le 24 février 1774, dans le moment où on venait de l'atteler, il se laissa tomber au premier pas qu'il voulut faire et mourut.

« Voilà donc, dit Buffon, dans l'espèce du cheval, l'exemple d'un individu qui a vécu *cinquante ans*, c'est-à-dire le double de la vie ordinaire de ces animaux : ainsi l'analogie confirme en général ce que nous ne connaissions que par quelques faits particuliers, c'est qu'il doit se trouver dans toutes les espèces, et par conséquent dans l'espèce humaine, comme dans celle du cheval, quelques individus dont la vie se prolonge au double de la vie ordinaire, c'est-à-dire à 160 ans au lieu de 80. Ces privilèges de la nature sont, à la vérité, placés de loin en loin pour le temps, et à de grandes distances, dans l'espace : ce sont les gros lots dans la loterie universelle de la vie ; néanmoins, ils suffisent pour donner aux vieillards, même les plus âgés, l'espérance d'un âge encore plus grand. »

En résumé, en nous en tenant à la classe des mammifères,

qui est la plus voisine de l'homme, nous voyons que la vie extraordinaire peut s'y prolonger au double de la vie ordinaire.

Un premier siècle de *vie ordinaire* et un demi-siècle au moins de *vie extraordinaire*, telle est donc la perspective que la science offre à l'homme.

Influence de la sobriété sur la durée de la vie normale
Longévité de Luigi Cornaro

Flourens y met une simple condition, mais elle est rigoureuse, celle d'une bonne conduite, d'une existence toujours occupée, du travail, de l'étude, de la sobriété, de la modération en toutes choses.

Et pour prouver qu'on ne s'y conforme pas en vain, que cette soumission à la raison n'est pas illusoire, Flourens cite l'histoire de Luigi Cornaro, patricien de Venise, qui, quoique né avec une constitution très faible et ayant toujours été malade jusqu'à l'âge de 35 ans, dépassa l'âge de cent ans et mourut sans avoir eu la moindre infirmité et après avoir joui, jusqu'à son dernier jour, de toutes ses facultés intellectuelles. Il vécut de 1462 à 1566.

Il vivait à une époque où l'Italie se livrait le plus à l'intempérance et où les hommes de sa condition ne passaient guère un jour sans assister à quelque festin somptueux, sans s'asseoir à une table chargée de tant de plats qu'on était obligé de servir les viandes et les fruits par pyramides.

Avec sa constitution délicate, Cornaro ne put résister longtemps à de tels excès, à cette mort, à cette peste, comme il les appelle dans son *Eloge de la Sobriété*. Il y perdit sa santé. A trente-cinq ans, ses médecins ne lui donnaient plus deux ans de vie.

Cet avertissement très sérieux fut pris très sérieusement. A la vie dissipée, il fit succéder la vie régulière et la sobriété à l'intempérance.

Sa sobriété est devenue célèbre ; elle était même excessive : douze onces d'aliments solides et quatorze onces de vin par jour furent, pendant plus d'un demi-siècle, toute sa nourriture : ce qui lui réussit si bien que, de tout ce demi-siècle, il ne fut jamais malade : « J'ai toujours été sain, dit-il, depuis que j'ai été sobre ».

Vers la fin de sa vie, il faisait un repas d'un jaune d'œuf, qu'il ne mangea plus tard qu'en deux repas.

Ajoutons, pourtant, qu'en mettant la sobriété au-dessus de toutes les autres précautions, il n'en négligeait aucune. Je fais en sorte, dit-il, de me préserver du grand chaud et du grand froid ; je ne fais point d'exercices violents ; je me suis abstenu de veiller ; je n'ai point habité les lieux où l'on respire un air mauvais et j'ai évité, avec un soin égal, d'être exposé au grand vent ou à l'excessive ardeur du soleil. .

Sa santé physique puisait encore un élément de force et de conservation dans de fréquents entretiens avec des gens savants, dans la lecture des livres nouveaux, dans la revision de ceux qu'il connaissait déjà, dans la satisfaction de se voir entouré de onze petits enfants, dont il partageait les jeux, dans la reconnaissance et les bénédictions des gens de ses terres, à qui il avait donné le moyen d'avoir toujours les choses nécessaires à la vie.

Enfin, à tous ces moyens d'une longue vie, il s'en joignait un autre, c'était le plaisir secret de lutter contre la nature et de l'emporter, de vivre en dépit de sa constitution et des prévisions de la médecine.

Aussi ne tarit-il pas, dit Flourens, sur ce qu'il appelle sa belle vie, sur la victoire qu'il a remportée ; il s'admire de vivre ; il s'écrie : « J'ai atteint ma 95ᵉ année et je me trouve sain, gaillard et aussi content que si je n'avais que 25 ans. »

Tel fut Cornaro. Son livre, dit son historiographe, nous offrira toujours un exemple utile de ce que peut être une intelligente conduite pour la durée de la vie. Je dis une intelligente conduite : en effet, la sobriété presque excessive qu'il s'était imposée, il ne l'a suivie que parce qu'elle lui convenait, il ne l'imposa pas aux autres. « Je mange très peu, dit-il, parce que mon estomac est délicat et je m'abstiens de certains mets parce qu'ils me sont contraires. Ceux à qui ils ne nuisent pas ne sont pas obligés de s'en priver, mais ils doivent s'abstenir de manger trop de ce qui est bon... »

Il nous semble qu'on ne peut parler avec plus de raison.

Nous allons voir maintenant ce que le Dʳ Burggraeve, créateur de la médecine dosimétrique, pense de la méthode de longévité chère à Cornaro et à Flourens.

DEUXIÈME PARTIE

La seule méthode vraie de longévité est celle qui prévient les maladies ou les guérit dans leur phase initiale, c'est-à-dire avant qu'elles aient produit des lésions organiques mortelles. C'est ce que fait la médecine dosimétrique.

EN QUOI CONSISTE LA MÉDECINE DOSIMÉTRIQUE

SA MÉTHODE, SES MOYENS ET SES RÉSULTATS

Le docteur Burggraeve, professeur émérite de la Faculté de Médecine de Gand, et ancien chirurgien de l'hôpital civil de la même ville, a aujourd'hui quatre-vingt-onze ans et jouit encore d'une très belle santé et de toutes ses facultés intellectuelles. Sa puissance de travail cérébral est même telle que bien des hommes dans la force de l'âge la lui envieraient. Il semble être resté tel, malgré les années et deux opérations graves qu'il a subies à quatre-vingt-deux ans, comme pour être une attestation vivante de la supériorité de sa méthode.

Toute en reconnaissant l'heureuse influence de la sobriété, de la tempérance, de l'usage modéré de tous les plaisirs sur la durée de la vie, le docteur Burggraeve estime, depuis longtemps, que ces moyens ne suffisent pas pour la prolonger.

Il est bien certain qu'ils sont d'une application moins facile qu'on le croit pour la généralité des hommes et qu'ils ne mettent pas à l'abri des maladies mortelles ceux qui les observent le mieux.

La sobriété pourrait-elle préserver des effets d'un refroidissement, lesquels se traduiront suivant les circonstances et les
prédispositions par une bronchite, une pneumonie, une pleurésie, etc. ? Pourrait-elle empêcher un enfant de contracter la
diphtérie au contact d'un autre enfant qui serait atteint de
cette maladie ? Évidemment non.

La seule méthode de longévité vraiment efficace, capable de
tenir ses promesses, et dont la masse des hommes puisse pro-
fiter, est celle qui prévient la maladie ou la guérit assez vite
pour que des lésions organiques, cause de mort prochaine ou
éloignée, n'aient pas le temps de se former.

Cette méthode n'est pas à trouver ; elle existe depuis plus de
vingt-cinq ans et c'est au docteur Burggraeve que nous
la devons : elle n'est autre que sa méthode de traitement
connue sous le nom de *médecine dosimétrique.*

Avant de m'étendre sur les principes et les moyens d'action de cette méthode, je crois nécessaire de vous en donner
une courte définition générale qui vous permettra de ne pas
être étonnés des merveilleux résultats qu'elle produit.

La *dosimétrie*, la *méthode dosimétrique*, dirai-je donc, c'est
une méthode de traitement déduite de la *conception vitaliste
de la maladie*, conception qui la fait consister, à son début, en
un trouble purement dynamique ou vital, et qui pose en principe ce fait ignoré jusqu'à Burggraeve, qu'avec des médicaments simples, ayant des propriétés dynamiques bien déter-
minées et constantes, il est presque toujours possible de la
juguler dans sa phase initiale, de l'empêcher de produire des
lésions matérielles contre lesquelles l'art peut rester impuis-
sant.

Les *médecins vitalistes* considèrent, en effet, la maladie
comme une manière d'être de la santé, consistant dans l'altération de l'état physiologique de certains tissus ou de certaines

fonctions. C'est ainsi que la comprenait Claude Bernard : « La santé et la maladie, dit-il, ne sont pas deux modes différents, comme ont pu le croire les anciens médecins et comme le croient encore quelques praticiens. Il ne faut pas, dit il, en faire des principes distincts, des entités qui se disputent l'organisme vivant et en font le théâtre de leurs luttes : ce sont là des vieilleries médicales. Dans la réalité, il n'y a entre ces deux manières d'être que des différences de degré. L'exagération la disproportion, la désharmonie des phénomènes fonctionnels constituent la maladie, et la normalité l'état de santé, de sorte que la médecine consiste à ramener ces phénomènes à leur rythme habituel ».

Toutes les écoles sont d'accord actuellement pour comprendre la maladie comme la comprenait l'illustre physiologiste du collège de France, tout en l'attribuant à des causes différentes.

Mais où elles cessent de s'entendre, c'est pour la détermination du moment où commence véritablement la maladie et celui par conséquent où la thérapeutique doit intervenir activement.

Les vitalistes, c'est-à-dire les médecins qui considèrent la maladie comme résultant d'une altération de la vitalité, de la force vitale (cette force qui préside aux mouvements fonctionnels des organes dont elle est, d'ailleurs, inséparable), s'appuyant sur un fait incontesté, à savoir « que toutes les affections aiguës abandonnées à elles-mêmes présentent, dans la plus grande majorité des cas, deux phases bien distinctes : une première dans laquelle les phénomènes observés ne sont que des troubles de fonctions, et une seconde, dans laquelle apparaissent des lésions organiques »; les *vitalistes*, dis-je, voient déjà la maladie dans les changements dynamiques, qui s'accusent par la fièvre, de la douleur, etc., et déclarent, en le prouvant par l'observation, que la persistance et l'intensité de ces troubles sont la cause des altérations anatomo-pathologiques qui les suivent et que si ces troubles peuvent être assez vite arrêtés, les lésions matérielles ne se produisent pas, que la maladie est *jugulée*.

Pour d'autres médecins (que l'on désigne, à cause de cela, sous le nom d'ORGANICISTES), la maladie est tout entière dans la lésion organique et les troubles vitaux qui l'ont précédée ne comptent pas.

On comprend ce qui résulte de ces deux manières de voir : la conception vitaliste exige que le médecin intervienne dans la première période ces maladies et cela dès l'apparition des symptômes initiaux, parce que l'espoir d'une jugulation est d'autant plus facilement réalisable que le traitement a commencé plus tôt ; la conception organiciste laisse, au contraire, le médecin attendre, pour agir énergiquement, que l'existence de la lésion organique lui soit connue, en lui faisant croire qu'une médication commencée plus tôt est inutile.

Quand au médecin que ne guide aucune doctrine, comment agira-t-il ? — Il semble qu'il devra s'en rapporter à son inspiration pour décider de l'opportunité de son intervention. C'est pourquoi dans la même école, la même académie, et jusque dans le même individu suivant ses dispositions d'esprit, on trouve la plus grande variété d'opinions sur cette question.

Dans la *Société médicale des Hôpitaux* de Paris, de juin 1884, à propos d'une maladie des plus graves, la fièvre typhoïde, nous relevons, par exemple, les deux opinions suivantes :

« M. Dumontpallier croit qu'il n'est pas un médecin qui consentirait à rester *l'arme au bras*, en présence d'un cas de fièvre typhoïde. »

« M. Tennesson répond que c'est là cependant ce qu'il fait. » (1) — Les choses n'ont guère changé depuis.

Que doit faire en somme le praticien ?

. La majorité des thérapeutistes lui conseillent de combattre *la maladie dès qu'elle commence.* Le D^r d'Oliveira Castro en donne les raisons suivantes : « à ce moment, en effet, dit-il, nos moyens sont plus efficaces, les lésions matérielles moins profondes et les lésions fonctionnelles plus simples ; la vitalité se conserve en raison inverse de la durée, de la gravité et des complications de la maladie ; la maladie dure moins de temps et coûte moins cher, la convalescence est abrégée, le travail moins longtemps suspendu ; enfin, l'art conserve et augmente même son prestige, parce que les résultats thérapeutiques étant plus sensibles, la foi du malade dans la clinique devient plus vive et cette foi est un auxiliaire important dans la guérison des maladies, non pas tant à cause de l'état moral qu'elle engendre, que parce que, sous son influence, on observe mieux nos prescriptions et on court plus vite au médecin (2).

D'autre part, l'observation démontre facilement les dangers de l'expectation même limitée aux premiers moments de la maladie, ainsi que la faiblesse, pour ne pas dire la nullité de nos moyens quand nous les réservons exclusivement pour les grandes scènes morbides : oui, dit le professeur Fonssagrives, la médecine ne peut rien contre l'irréparable ; elle ne prévaudra probablement jamais contre les lésions organiques ; mais n'a-t-elle pas prise sur les troubles fonctionnels dont celles-ci sont l'occasion ?

Que de bronchites, d'abord négligées comme légères, sont devenues des pneumonies incurables et des phtisies mor-

---

(1) *Gazette hebdomadaire de médecine et de chirurgie*, 83, p. 403.
(2) *Défense de la Dosimétrie*, par le D^r d'OLIVEIRA CASTRO, p. 36.

telles ! Que de fois de légers accidents de dentition se transforment en convulsions et mettent en péril la vie des petits malades !

Que de fois des embarras gastriques sans importance ont entraîné le malade, grâce à l'expectation, sur la mer pleine de dangers de la fièvre typhoïde !

Gubler n'a-t-il pas écrit (1) : « La thérapeutique peut beaucoup, mais son pouvoir est limité. S'il s'agit de perturbations fonctionnelles ou de lésions récentes peu profondes, elle est omnipotente, car elle peut juguler, arrêter du moins, et le plus souvent faire disparaître les progrès du mal. Mais, au contraire, si les altérations sont profondes, si la nutrition est compromise, c'est à peine si l'intervention médicale est palliative ? »

Jaumes n'est-il pas plus explicite quand il dit : l'opportunité pour s'opposer au développement des maladies n'est jamais plus grande qu'au début. Dès que la maladie est établie, on a perdu un temps précieux. Les probabilités d'un bon résultat diminuent singulièrement lorsque les lésions organiques primitivement dynamiques et faciles à éloigner, deviennent anatomiques et fixes. On a facilement raison d'une fluxion au début, mais son traitement, si elle passe à l'état de phlegmasie, atteint la période de suppuration. Il faut combattre les premières manifestations de la maladie, parce que tout ce qui est inutile est dangereux : telle doit être la règle, *sans aucune exception*. Nous devons sans retard poursuivre la jugulation, dès l'apparition des premiers symptômes et sans nous laisser leurrer par leur apparente modération (2).

---

(1) GUBLER. *Leçons de thérapeutique*, p. 11.

(2) JAUMES. *Traité de pathologie et de thérapeutique générale*, p. 1081.

Ainsi, il est reconnu par les meilleures autorités médicales que la maladie doit être attaquée, comme le conseille la doctrine vitaliste, dès qu'elle commence.

Mais peut-elle être jugulée réellement par les ressources de la thérapeutique courante ? — Je n'hésite pas à répondre : non, et j'en vois une première preuve dans les morts si fréquentes et si promptes qui se sont produites dans les quinze dernières années parmi les médecins les plus en vue du monde officiel. — N'a-t-on pas vu les professeurs Vulpian, Béclard, Damaschino, Verneuil foudroyés par la pneumonie, sans que la science des confrères éminents qui les assistaient aient pu faire rétrocéder la maladie ? — Et, il n'y a pas bien longtemps, un jeune médecin des hôpitaux, qui avait déjà sa célébrité, n'a-t-il pas été emporté en huit jours par la fièvre typhoïde, malgré le traitement par les bains glacés, auxquels il s'était soumis et dont il avait, disait-on, obtenu sur d'autres les meilleurs résultats ?

Des morts semblables se produisent tous les jours chez des personnes dans la force de l'âge, habituellement bien portantes, et que terrasse en quelques jours une fièvre qu'on n'a pas su enrayer.

A quoi tient cette impuissance de l'art ?

Les précédents conférenciers, mes confrères et mes amis, qui ont eu l'honneur de parler déjà, devant une partie d'entre vous, de la réforme thérapeutique du Professeur Burggraeve, nous en ont donné la raison : elle dépend à la fois de l'infidélité des agents médicamenteux, employés par la médecine traditionnelle, celle qu'on apprend à l'Ecole, et de la manière dont ils ont été jusqu'à ce jour employés.

L'infidélité des médicaments dépend à son tour de leur composition complexe et des proportions variables du prin-

cipe actif, qui leur donne leurs propriétés pharmaco-dynamiques.

Prenons, par exemple, l'opium, qui est le suc du *papaver
somniferum*, et qui entre dans la composition du *laudanum*
qu'on donne généralement comme calmant, et qui calme, en
effet, assez souvent.

Mais cette préparation peut produire aussi des convulsions
mortelles. — Claude Bernard a fait voir pourquoi. C'est que
l'opium brut contient de la narcotine, qui est un principe
convulsivant, à côté de la morphine, de la codéine, de nar-
céine qui sont des sédatifs du système nerveux.

De plus, les principes ne sont jamais en même proportion
dans toutes les sortes d'opium. L'opium d'Alep pourra, par
exemple, contenir 20 0 0 de son poids de morphine, et l'opium
d'une autre provenance n'en contenir que 5 0/0, de sorte
qu'en donnant un grain d'opium, on ne sait pas au juste ce
qu'on donne.

Ce que nous disons du suc de pavot, nous est également
vrai des préparations d'aconit, de digitale, de colchique, de
quinquina, etc.

C'est que les plantes renferment plus ou moins de principe
actif suivant qu'elles sont sauvages ou cultivées, qu'elles ont
été récoltées avant ou après leur complet développement,
qu'elles sont originaires de telle ou telle région.

Si, maintenant, on prépare, avec des éléments aussi dis-
parates, des potions, des extraits, des teintures, des poudres,
des pilules, etc., comment veut-on que le médecin qui a fait
choix d'une de ces préparations puisse savoir ce qu'il donne
et combien il donne? Ces embarras, ces incertitudes ont été
bien mis en relief par le Dr Féron, dans une conférence qui a
vivement intéressé son auditoire.

Aussi, lorsqu'il y a 25 ans, le Dr Burggraeve, après avoir remarqué que les blessés et opérés guérissaient d'autant plus vite qu'ils avaient moins de fièvre, *conçut l'idée de juguler la fièvre traumatique* ou même de la prévenir comme avait tenté de le faire Chassaignac, lorsque, dis-je, le Dr Burggraeve conçut l'idée de juguler la fièvre traumatique en la combattant dans sa première période ou en la prévenant par un traitement interne, afin d'empêcher ses malades de mourir de septicémie (il en mourait 25 0 0 et on n'avait pas encore l'*antisepsie*), il comprit qu'il ne trouverait pas dans les moyens de la médecine officielle, les armes de précision dont il avait besoin, car pour agir vite, pour obtenir de prompts résultats, pour ne pas laisser à la maladie le temps de produire des lésions anatomiques, il fallait des agents déterminant toujours les mêmes effets physiologiques quand les circonstances étaient les mêmes, capables de faire baisser la température fébrile et le pouls, en relevant en même temps la vitalité, et, conséquemment, d'enrayer les fièvres continues, comme la quinine coupe les fièvres intermittentes.

Ces agents, il devait les trouver dans les alcaloïdes, dont la science s'était enrichie depuis peu (indépendamment de la quinine et de la morphine, dont la découverte date du commencement de ce siècle) : la strychnine, l'aconitine, la vératrine, la digitaline, l'hyosciamine, la cicutine, etc., etc,, corps peu ou pas expérimentés jusque-là et que la loi obligeait les pharmaciens à tenir sous clef dans l'armoire aux poisons de leurs officines.

Il les expérimenta d'abord sur lui-même et lorsqu'il fut fixé sur la valeur de leurs propriétés pharmaco-dynamiques, il les employa sur les malades de son service de chirurgie, avec le plus grand succès, en les leur administrant, sous forme de granules faits au sucre de lait, dosés à 1/2 milligramme, tous les quarts d'heure ou toutes les demi-heures, jusqu'à effet utile.

Il donna à sa méthode le nom de « dosimétrie », ce qui veut dire « appropriation du remède aux forces du malade et à l'intensité du mal ».

M. le docteur Féron a fait de cette méthode un exposé si lumineux en quelques lignes, que je me fais un devoir de les reproduire textuellement :

« Par dosimétrie, nous désignons une méthode de traitement des maladies, s'appuyant sur des médicaments, sinon nouveaux, du moins introduits par le professeur Burggraeve dans l'application pratique, méthode qui agit d'une manière ininterrompue contre les symptômes morbides, au moyen d'agents puissants, donnés à des doses initiales très faibles, mais rapprochées à de courts intervalles, et continuées jusqu'à la disparition complète des accidents qu'on se propose de combattre. En d'autres termes, c'est une méthode essentiellement agissante, dans laquelle les moyens d'action se mesurent à la résistance des symptômes, comme à leur gravité. »

Après cet exposé si clair, il nous suffira de dire quelques mots des *médicaments dosimétriques*.

Les *alcaloïdes* ont une excessive amertume et, sous un petit volume, exercent une action très marquée sur les mouvements organiques.

Il semble que chacun d'eux possède une action élective sur un élément particulier de l'organisation, et cela en pénétrant dans nos humeurs, mais sans se combiner avec elles, ni avec nos tissus.

Leur action est une influence de contact, de présence, une impression sur les forces vitales et de là sur les fonctions. C'est donc une action bien plus dynamique que matérielle.

Ils possèdent en général des propriétés *incito-motrices* et c'est ainsi qu'ils amènent les uns, la contraction ; les autres, la dilatation des vaisseaux capillaires par l'intermédiaire des nerfs vaso-moteurs, réalisant ainsi le *strictum* et le *laxum* des vieux auteurs.

Ce sont en même temps des microbicides et quand ils ne détruisent pas les microbes, ils rendent leurs produits (toxines) inoffensifs, en relevant les forces vitales.

Leur action dans les maladies fébriles est singulièrement aidée par celle du *sedlitz deshydraté*, que l'on doit donner, dans ces cas, tous les jours et qui, produisant le lavage du tube gastro-intestinal, en le tenant dans le plus grand état relatif de propreté, rend leur absorption singulièrement plus rapide et plus facile.

Au nombre des bons résultats que produit sur l'organisme le lavage intestinal par le sedlitz, il me paraît très nécessaire de faire observer qu'il prévient l'insuffisance hépatique, cause de toutes les maladies de la nutrition (diabète, par exemple) et cela, en lui épargnant une partie du travail d'épuration qu'il doit opérer sur le sang qui lui vient par la veine-porte, et qui est d'autant plus chargé de produits toxiques que l'intestin en contient davantage. Son usage habituel suffit souvent, à lui seul, pour prévenir un très grand nombre d'états morbides, surtout s'il est associé à celui de la triade dosimétrique dont il sera parlé plus loin.

Parmi les corps définis, non compris dans les alcaloïdes, que la dosimétrie emploie, nous devons signaler le *sulfure de calcium*, que le Dr Fontaine (de Bar-sur-Aube) a introduit dans la matière médicale de la nouvelle méthode comme microbicide et qu'il a employé avec le plus grand succès *dans la diphtérie*. D'autres médecins dosimétristes en ont obtenu d'excellents résultats dans la *fièvre jaune*, le *choléra*, l'*érysi-

pèle, la *coqueluche*, enfin, dans les maladies infectieuses, microbiennes.

Introduit dans l'économie, il s'y décompose en gaz sulfhydrique qui, faisant retour vers l'extérieur, va tuer les microzoaires et les microphytes, comme cela a lieu dans l'angine diphtérique et le croup.

Une des règles les plus précieuses dans l'administration des agents dosimétriques consiste dans l'emploi simultané de plusieurs de ces agents. Ainsi, dans la fièvre aiguë, on emploie et à la fois l'aconitine, la digitaline et la strychnine : C'est la triade dosimétrique. S'il s'agit d'une fièvre d'accès, ou intermittente, l'arséniate de quinine est associé à la strychnine, et cette association jouit de la propriété remarquable d'augmenter considérablement l'action propre à chaque médicament pris isolément, comme l'expérience le démontre. Dans une foule d'états inflammatoires, où la douleur, le spasme s'ajoutent à la congestion, il convient d'associer et de donner en même temps les médicaments opposés à ces éléments divers de souffrance, et alors, l'hyosciamine, la morphine, la codéine s'ajoutent aux médicaments appelés aconitine, digitaline, strychnine.

Ces agents divers donnés dans un état de pureté et de solubilité absolue, ne confondent pas leur action, quand ils ont été absorbés, et qu'ils ont pénétré jusqu'aux limites les plus reculées de l'organisation, les cellules élémentaires. Non, chaque médicament s'adresse à un élément particulier à l'exclusion de tout autre. C'est une sélection véritable et chaque combattant marche vers son but spécial ; ici, pas de décomposition chimique, pas de combinaison ni de neutralisation de nos médicaments,

La maladie est toujours un état complexe, à éléments plus

ou moins nombreux, que le médecin dosimètre doit attaquer simultanément, s'il veut l'étouffer, la juguler.

Parmi nos agents de médication, il en est un qui possède une propriété des plus remarquables, celle d'inciter, de provoquer les énergies vitales. Nous voulons parler de la strychnine qui, soit seule, soit à l'état d'arséniate, de sulfaté et d'hypophosphite, trouve son application dans la plupart des états morbides, et, donnée en même temps que les autres médicaments, augmente considérablement leur action.

Pour compléter ce qu'il est nécessaire de savoir de la réforme Burggraevienne, il convient de dire un mot de *la forme sous laquelle la méthode administre les alcaloïdes* : cette forme est la forme granulaire, dans laquelle le médicament n'est qu'associé à du sucre de lait, et se trouve à l'extérieur du granule (aux doses de 1/4, 1/2, 1 milligr. pour les plus actifs) afin qu'il puisse se dissoudre promptement dans l'estomac, passer de même dans le torrent de la circulation et exercer son action le plus vite possible sur l'organisme sans s'y accumuler, comme cela fut arrivé, si le granule eut été fait au pilulier.

Cette forme était la seule possible et en voici la raison :

Les alcaloïdes, par suite de leur grande amertume, laissent une sensation des plus désagréables sur l'organe du goût, quand on les garde un instant dans la bouche, et, en même temps, ils produisent une vive irritation sur la muqueuse buccale. Or, s'ils étaient donné en solution, cet inconvénient se répétant à chaque indigestion, il eût été impossible d'en faire l'administration coup sur coup, comme il convient dans les états aigus, sans provoquer le dégoût et l'intolérance.

Concluons qu'il n'y avait pas une autre manière de les faire prendre, et qu'il faut renoncer à l'idée de les donner en solution aqueuse ou alcoolique.

Il y aurait d'ailleurs à cela un autre inconvénient : le médi-, dicament, sous cette forme, ne peut conserver ses propriétés ; il est, en effet, démontré que les alcaloïdes s'altèrent au bout de quelques jours dans tout liquide exposé à la lumière.

Nous ne pouvons quitter ce sujet sans répondre à une objection qui est souvent faite aux médecins dosimètres : comment, nous dit-on, pouvez-vous administrer sans déterminer d'accidents, des doses si élevées de médicaments doués d'une très grande activité comme le sont l'aconitine, la vératrine, la digitaline, la strychnine, l'hyosciamine, etc., quand on voit si souvent des troubles graves et quelquefois la mort occasionnés par l'ingestion d'un ou deux milligrammes de ces substances ?

A cela, nous répondrons que *la résistance au remède* augmente avec la maladie, de sorte qu'un individu atteint de fièvre pourra prendre impunément plusieurs milligrammes d'aconitine, concurremment avec autant de strychnine, alors qu'il ne supporterait pas cette dose dans son état habituel sans en être plus ou moins troublé.

Puis, il faut tenir compte de la manière dont le remède est administré. Il est évident que lorsqu'il est donné sous une forme qui le rend soluble, à *doses inoffensives et espacées*, il ne peut s'accumuler dans le sang, puisqu'il est éliminé très promptement par les urines, la sueur, les selles, et que, dans ces conditions, on ne comprendrait pas qu'il occasionnât des accidents, à moins d'être continué quand l'effet physiologique poursuivi est obtenu.

On peut comparer cette tolérance de l'organisme pour les remèdes très actifs donnés à doses fractionnées, à celle qu'il manifeste pour les boissons spiritueuses ou simplement hygiéniques au cours d'un long repas. — Si un convive boit un demi-verre de vin tous les quarts d'heure, par exemple, il en aura consommé huit, soit le contenu d'une bouteille au bout de deux heures. Cependant, il pourra n'être que gai, sans présenter des signes d'ivresse. Mais, s'il prend ces huit verres coup sur coup, il sera certainement gris et plus ou moins malade.

. A propos de cette tolérance pour les boissons alcooliques, je me rappelle qu'avant de connaître la dosimétrie, j'avais prescrit à une jeune femme chez laquelle existait une grande petitesse de pouls, un refroidissement de la peau et une tendance à la syncope, une cuillerée à bouche de cognac à prendre de demi-heure en demi-heure, jusqu'à cessation de ces accidents. Or, cette jeune femme, très sobre et ne prenant jamais de spiritueux, but, en 24 heures, une bouteille presque entière d'eau-de-vie, sans en être incommodée; elle n'en ressentit que les effets médicamenteux attendus.

Aujourd'hui, nous combattrions les mêmes troubles d'une manière plus commode, par l'administration de l'arséniate de strychnine et de la morphine données à la dose d'un milligr. de chaque, de quart d'heure en quart d'heure.

A côté de cela, certaines personnes ne peuvent, dans leur état de santé, ingérer un petit verre de liqueur, une tasse de café, sans avoir, aussitôt après, un pouls plus fréquent, une vive coloration du visage, une augmentation de la chaleur cutanée, du tremblement, etc. J'ai connu la femme d'un magistrat qui ne pouvait pas prendre une cuillerée à café de sirop diacode sans ressentir les premiers symptômes d'un empoisonnement par l'opium.

On voit par là combien est variable chez le même sujet et d'un sujet à l'autre la tolérance de l'organisme pour les médicaments et les boissons qui possèdent, comme eux, la propriété de modifier le rythme des mouvements fonctionnels.

Ainsi se trouve justifié ce principe de la méthode burggraevienne, qu'*il n'y a pas de dose* maxima *ou* minima, *que le médicament doit être donné jusqu'à effet utile.*

Nous pouvons dire maintenant que le créateur de la dosimétrie n'a rien négligé pour que sa réforme fût complète.

Il a donné à la thérapeutique ce qui lui manquait, des lois positives et des armes d'une grande précision, sous la meilleure forme possible.

Telle est, dans ses grandes lignes, la réforme médicale du professeur Burggraeve, réforme qui ramène la médecine à la doctrine vitaliste, et la délivre en même temps de l'impuissance à laquelle elle était jusqu'ici condamnée, quoique ayant l'entière conscience de la nécessité d'une intervention active, aussi rapprochée que possible, des premières manifestations de la maladie.

Par là se trouve fondée *une thérapeutique véritablement scientifique,* puisqu'elle est assise sur les bases solides de la physiologie et de l'observation clinique.

MESDAMES, MESSIEURS,

Ne pensez-vous pas qu'une telle réforme, donnant enfin des lois précises à la thérapeutique, et lui permettant de juguler des maladies aiguës, aurait dû être acceptée par l'École comme un immense service rendu par son auteur à l'humanité et à la science médicale, dont elle ne pouvait que relever le prestige.

Cependant elle ne trouva dans les sphères officielles que de l'opposition, qui se manifesta sous la forme d'une vaste *conspiration du silence.* La méthode burggraevienne ne fut l'objet d'aucune discussion dans les cours des Facultés, ni dans les Académies; elle n'y fut pas même mentionnée; le nom de Burggraeve n'y fut pas même prononcé. Mais l'opposition n'était que trop réelle, et on le vit bien quand le Dr Chavée,

de Bruxelles, ayant été admis à lire, à l'Académie de Médecine
de Paris, une communication sur la jugulation des maladies
aiguës, arriva à prononcer le nom de *Dosimétrie* et de granules dosimétriques, la parole lui fut retirée aussitôt et il ne
put continuer sa lecture.

Il serait intéressant de rechercher les motifs de cette atti-
tude hostile vis-à-vis de Burggraeve, médecin et professeur
émérite, apportant les moyens de juguler les maladies aiguës,
en la comparant à la reconnaissance et aux honneurs accor-
dés à Pasteur, l'homme profondément scientifique, mais non
médecin, qui a créé la bactériologie et, par elle, révolutionné
la question étiologique de ces mêmes maladies.

Mais cela nous entraînerait trop loin.

Par contre, la réforme de Burggraeve fut accueillie avec
admiration, joie et reconnaissance par la foule des médecins
praticiens qu'intéresse le progrès de leur art, et qui veulent,
avant tout, pouvoir guérir leurs malades. Sa méthode se
répandit promptement dans toutes les parties du monde,
parce que tous ceux qui l'essayèrent furent convaincus de la
vérité de ses principes par les succès de leur pratique.

Il était réservé au Dr Burggraeve une grande satisfaction,
qui est venue le fortifier contre les calomnies et les attaques
de mauvaise foi. Quelques mois avant de mourir (1877),
l'illustre physiologiste Claude Bernard confirmait par sa parole la valeur de la doctrine dosimétrique. Cette adhésion
tardive, mais précieuse, n'eut pas un grand retentissement,
parce qu'elle est voilée sous les réticences d'un langage officiel, et aussi parce que les leçons orales qui nous l'ont trans-
mise, n'ont été divulguées qu'après la mort du savant professeur.

Dans ces leçons, Claude Bernard se prononce nettement
pour une thérapeutique qui, prenant pour base la physiologie

expérimentale, n'emploie que les principes purs, exactement dosables, et à action parfaitement connue, les *alcaloïdes*, au lieu de ces remèdes complexes qui, comme la classique thériaque, renferment une foule de composés d'origine les plus diverses et que la vieille pharmacopée semble n'avoir si bizarrement assemblés afin que chaque maladie y trouve son antidote spécial, mais inconnu.

Douze ans plus tard, en 1889, l'alcaloïdo-thérapie avait fait d'importantes conquêtes dans le monde officiel de la médecine. En cette même année, elle fit son entrée à l'Académie de Paris, mais elle s'y présenta comme une nouveauté recommandée par MM. les docteurs G. Sée et Laborde. Ces messieurs, à propos de la discussion soulevée sur l'action du strophanthus dans les maladies cardiaques, soutinrent la supériorité des alcaloïdes sur les plantes contre MM. Constantin Paul, Bucquoy et Dujardin-Beaumetz, qui n'admettaient cette supériorité que lorsqu'il s'agit d'expériences sur les animaux, prétendant qu'en clinique il n'en est pas de même.

M. G. Sée conclut par ces paroles tout à fait typiques, fait remarquer le Dr Bourdon, un des adeptes les plus distingués et les plus fervents de la méthode Burggraevienne, à qui j'emprunte ces renseignements consignés par lui dans un très spirituel discours lu à la Société de thérapeutique dosimétrique : « Ce sera, du reste, dit M. Germain Sée, l'honneur de la médecine moderne et de la chimie biologique de substituer *partout* et *toujours* aux médicaments empiriques les principes chimiques, rigoureusement définis ».

Mais l'éminent académicien s'est bien gardé de rendre l'hommage qui lui était dû à celui qui a opéré cette « substitution » des principes immédiats aux plantes dont ils sont retirés, et qui a indiqué la manière de se servir des alcaloïdes en la faisant passer de l'expérience physiologique à l'application clinique.

Toutefois, et c'est là où nous voulons en venir avec M. le Dr Bourdon, malgré cette brillante consécration donnée à l'alcaloïdo-thérapie par la bouche de savants éminents du haut de la tribune académique, il ne faudrait pas croire — comme ses honorables membres paraissent le faire — que, pour réaliser une thérapeutique rationnelle et scientifique, il suffise d'employer les alcaloïdes n'importe comment, c'est-à-dire selon les mêmes errements de l'allopathie, en fixant des doses maxima et minima.

Non ! cela ne suffit pas.

Pour faire un judicieux et salutaire emploi des alcaloïdes, il faut le faire selon les préceptes de la thérapeutique dosimétrique : donner le médicament par doses fractionnées et répétées jusqu'à effet utile, en ne perdant jamais de vue la vitalité dont le souci constant réclame, entre tous les autres alcaloïdes, la prépondérance de la strychnine et de la brucine, incitants, et réveilleurs des actions vitales.

Mesdames, Messieurs,

Le critérium définitif d'une méthode de traitement, c'est la mortalité. Eh bien, nous l'avons dit déjà, le Dr Burggraeve, alors qu'il était placé à la tête d'un grand service de chirurgie de l'hôpital civil de Gand, où les cas de blessures étaient très nombreux, perdait de 25 à 30 0/0 de ses malades, qui succombaient à la résorption purulente et à la fièvre de consomption.

Dès que, ayant donné un corps à sa méthode, il put, grâce aux alcaloïdes défervescents et névrosthéniques, combattre ces fièvres, il *empêcha les blessés de devenir malades* et put les nourrir abondamment, ce qui est un élément considérable de succès, comme on n'a pu s'en rendre compte, en lisant l'histoire des blessés de Crimée, où l'on voit que les blessés anglais, mieux nourris que les blessés français, résistaient et guérissaient, tandis que les nôtres mourraient pour la plupart. Il arriva ainsi à faire tomber la mortalité à 5 0/0 d'abord, puis à zéro.

Ce n'est pas là un fait isolé.

De toutes les parties du monde sont venues des observations attestant que les médecins dosimètres jugulaient des fièvres graves, c'est-à-dire qu'ils diminuaient considérablement leur durée habituelle. Il y a dans le recueil qui en a été publié par le Dr Burggraeve, dans ses *Etudes sur Hippocrate*, des cas de toutes sortes de *maladies aiguës, fièvre typhoïde, pneumonie, pleurésie, bronchite, variole, rougeole, scarlatine, angine, fièvre dipthéritique*, etc., *guéries en un temps très court par les moyens qu'indique la méthode dosimétrique.*

Il est vrai que les adversaires de la dosimétrie vous disent qu'il y a là erreur de diagnostic. Or, il y a dans le camp dosimétriste, à côté de praticiens d'une valeur incontestable, pas mal de professeurs, parmi lesquels nous remarquons le Dr Laura, professeur à l'Ecole de Médecine de Turin, et auteur d'un magnifique traité de *Thérapie dosimétrique comparée* et l'on conviendra que de tels hommes savent distinguer une maladie d'une autre,

Sans doute, dans une fièvre typhoïde, qu'il n'a pas laissé évoluer, c'est-à-dire passer de la phase dynamique, où les troubles ne sont que fonctionnels, à la phase organique caractérisée par l'existence de lésions matérielles, le médecin ne peut pas observer sur son malade les signes de la deuxième période : taches rosées sur la peau du ventre, dents fuligineuses, langue sèche, brune et râpeuse, etc. Mais si ces signes n'existent pas, c'est parce que la médication, en diminuant chaque jour la paralysie des nerfs vaso-constricteurs, en soutenant les forces vitales, a fait baisser la fièvre et, ainsi, empêché les effets d'une trop grande élévation de la température. La preuve que c'est bien la médication qui produit cette abaissement, c'est qu'il suffit de l'interrompre dans les premiers jours, pour qu'aussitôt la chaleur fébrile et la fréquence du pouls s'élèvent.

Nous ne pouvons ici vous donner des observations détaillées ; ce serait abuser de votre bienveillante attention. Mais permettez-moi de vous citer quelques lignes d'une brochure du docteur Juhel, de Caen, intitulée : « *La Médecine du passé et la Médecine de l'avenir* » : Dernièrement, dit ce médecin, un de mes enfants, âgé de 9 ans, est pris de fièvre intense avec céphalalgie, délire, pouls à 130, température correspondante. Quelques jours auparavant j'avais perdu son jeune frère, âgé de 7 mois, au sein, d'une méningite aiguë, qui avait duré huit jours. Je soumis aussitôt l'aîné à la médication dosimétrique défervescente, et administrai moi même les granules, jusqu'à cessation complète de la fièvre. Or, veut-on savoir ce que l'enfant a absorbé de granules, pour nous donner ce résultat : 52 granules d'aconitine et de vératrine, administrés, deux par deux de 1/2 heure en 1/2 heure. Quelques granules d'arséniate de quinine, le plus puissant fébrifuge que nous ayons, furent pris les jours suivants pour empêcher le retour de l'état fébrile. Quelle était cette fièvre ? De quelle nature était-elle ? Tout ce que je sais, c'est qu'elle a cédé aux granules défervescents en quelques heures ; ce que je ne sais que trop, malheureusement, c'est qu'avant de suivre cette méthode que je bénis, j'avais *perdu trois enfants de méningite aiguë*, chaque fois après huit jours de maladie.

Cette observation est on ne peut plus intéressante en ce qu'elle nous fait voir la puissance de la médication alcaloï-

dique régie par les principes de la dosimétrie, à côté du danger
que fait courir, aux malades, la continuité d'une température
morbide élevée, danger dont le docteur Juhel donne l'explica-
tion suivante : « Si cette température ne s'abaisse pas, dit il,
si le pouls continue de battre 120, 130, 140 fois par minute, le
sang devient visqueux, noirâtre par défaut d'oxigénation ; il
circule avec une peine extrême dans les vaisseaux distendus,
paralysés, sans ressort, et le cœur s'épuise en contractions
trop faibles pour imprimer à la masse sanguine un mouve-
ment régulier. De là, des stases et des embarras dans la circulation des organes les plus essentiels à la vie, et la suppres·
sion des sécrétions, dont les produits retenus dans le sang
qu'ils empoisonnent, déterminent les accidents si souvent
mortels de l'ataxie et l'adynamie. Ces phénomènes qui annon·
cent l'inflammation par paralysie des vaisseaux, seront com-
battus avec succès, non par les émissions sanguines, qui ne
peuvent rien contre une inflammation passive, mais par les
excito moteurs qui ramèneront la contractilité des vaisseaux
et régulariseront le cours du sang » (1).

Il faut donc que le public le sache aussi bien que le médecin, que l'opportunité de l'intervention médicale n'est jamais meilleure, ainsi que nous l'avons dit plus haut, que dans
la période initiale des maladies ; c'est là que l'art du médecin,
ayant à son service les armes de précision que lui fournit la
dosimétrie peut faire des merveilles, *opérer de ces guérisons
qui paraissent miraculeuses*, bien qu'elles ne soient que le
résultat prévu des applications de la science.

En veut-on quelques exemples récents :

------

(1) Docteur JUHEL, de Caen. *La Médecine du Passé et la Médecine de
l'Avenir.*

Premier fait. — Cet hiver (1895), je fus appelé auprès d'un jeune homme de dix-huit ans qui, à peine convalescent de la grippe, venait d'être repris de fièvre, après être resté long-temps exposé à un courant d'air, par une température de plusieurs degrés au-dessous de zéro.

Il avait du frisson, présentait deux points de côtés très douloureux au niveau des muscles pectoraux, un peu de matité à la base du poumon gauche et respirait péniblement (*symptômes observés au début de la pneumonie*).

Le malade ayant pris le lit vers midi, se réchauffa à l'aide de quelques boissons chaudes et le soir son pouls était à 100 et sa température axillaire à 40°2. Quand il apprit qu'il avait cette température, il se montra effrayé, ayant entendu dire que c'était toujours un symptôme grave.

Il était urgent d'agir sans retard, et c'est ce qu'on fit, en administrant tous les quarts d'heure la triade dosimétrique associée aux granules de codéine et de bromhydrate de cicu-tine pour calmer la douleur. Premier résultat du traitement de la nuit : la température est tombée à 38°4 et la douleur a diminué.

Interruption pour opérer le lavage intestinal à l'aide du sedlitz, et donner du bromhydrate de quinine, pour maintenir les changements acquis. Reprise des granules dans la soirée, et continuation jusqu'à nouvel abaissement de la température. Ce résultat était obtenu le lendemain matin, car le malade n'avait plus que 37° et son pouls était tombé à 60. La jugula-tion était complète et définitive, car la fièvre ne reparut plus.

Deuxième fait. — Madame de L.... s'est accouchée le lundi 25 février 1895 pour la seconde fois, et cette fois à l'aide du forceps. La montée du lait s'est faite dès le lendemain dans les meilleures conditions, et le lendemain et les jours suivants, la malade n'a pas eu la moindre fièvre, grâce à la précaution que j'avais eue de lui prescrire trois fois par jour les granules d'aconitine, de digitaline et d'arséniate de strychnine.

Mais, nourrissant son enfant, elle a eu malgré toutes les précautions prises, des gerçures aux mamelons, comme après son premier accouchement et cela lui a fait craindre avec raison d'avoir quelque abcès, puisque les mêmes accidents lui en avaient précédemment valu deux.

Au huitième jour, le sein droit déjà très sensible et très tendu depuis la veille, a présenté à sa partie inférieure deux points indurés, d'une largeur de 4 centimètres carrés, et dont la plus légère pression est très douloureuse. C'était ainsi, qu'après ses premières couches, avait débuté l'inflammation du tissu cellulaire péri-glandulaire qui avait abouti à plusieurs abcès.

Ce jour-là, elle avait, dès le matin, une fièvre intense : Température 39°,2, pouls à 100.

Le sein est recouvert de ouate salolée, après avoir subi quelques onctions de vaseline, et les défervescents (aconitine, digitaline, arséniate de strychnine) sont administrés de quart d'heure en quart d'heure sans interruption jusqu'au soir. Il y est joint un granule d'iodoforme, corps à la fois résolutif et antiseptique. — Pour boissons : limonade additionnée de sulfate de magnésie deshydraté, sel granulé de sedlitz.

Le soir, à 9 heures, la température était tombée à 38°; on donna alors 0 gr. 20 de bromhydrate de quinine. La malade avait pris 20 granules de chacun des trois alcaloïdes défervescents.

A ma visite du matin, quel n'est pas mon étonnement, pour ne pas dire ma joie : la température est à 37°, et le pouls à 86, et en même temps je constate, avec la plus vive satisfaction, que non seulement nous avions vaincu la fièvre, mais que le sein malade ne présente plus ni induration, ni douleur, qu'il s'est affaissé comme s'il avait été vidé par les succions d'un vigoureux enfant.

Ici, le traitement a non seulement vaincu la fièvre, *mais fait rétrocéder l'inflammation du sein.*

Troisième fait. — Je termine par un troisième fait qui se relie au précédent.

Le 10 mars, Mlle Jeanne Ch…, sœur de Mme de L…, qui la soignait depuis le jour de ses couches sans se donner un repos suffisant, se trouva, dès le matin, prise d'un grand accablement, d'une fièvre intense, et d'angine.

Déjà la veille, ses amygdales étaient énormément distendues, d'un rouge sombre et couvertes de plaques blanches.

Le 10, elles avaient chacune la grosseur d'un œuf de pigeon, se touchaient presque et étaient d'une sensibilité extrême.

La langue était blanche et pâteuse, le pouls à 104 et la température au-dessus de 39°.

Le traitement, par l'administration, coup sur coup, de la triade dosimétrique, fut commencé dans l'après-midi et des badigeonnages avec un collutoire au salol, furent faits toutes les heures sur les amygdales.

A 9 heures du soir, on ne voyait plus de plaques blanches, et le pouls était à 38. — Mais la malade avait un fort mal de tête, et parlait sans savoir ce qu'elle disait dès qu'elle fermait les yeux. Elle aurait voulu dormir mais ne le pouvait. Il fallait combattre cet état, ce que je fis, en arrêtant l'administration des granules et en donnant dix granules de codéine en une fois (soit un centigramme).

Une demi-heure après, la malade s'endormait d'un sommeil paisible qui dura jusqu'à 6 heures du matin.

A 8 heures, il n'existait plus de traces de fièvre : le pouls était tombé à 56 et la température à 37°. Les amygdales étaient diminuées de moitié et avaient perdu presque complétement leur rougeur. La malade était guérie et contente de son état, quoique affaiblie et pâle, comme on l'est au début de la convalescence d'une maladie sérieuse, mais ayant faim et se trouvant dans les meilleures dispositions pour réparer ses forces, qu'une bonne alimentation lui a fait regagner en 24 heures.

Voilà, s'il en fut, des jugulations incontestables que l'on n'aurait jamais pu obtenir avec les moyens et les procédés de la médecine traditionnelle.

Vous parlerai-je de maladies ordinairement plus longues, de la fièvre typhoïde, par exemple? Évidemment, on ne les jugule pas comme les précédentes, en 24 heures, mais quand le médecin est appelé au début, il peut le faire en 10 et 15 jours, ce qui est encore une belle chose, surtout si l'on songe que la convalescence est alors très courte.

J'ai obtenu, en 10 jours, une jugulation complète de cette dernière maladie chez un enfant de 10 ans, dont l'observation a paru en juillet 1894 dans le *Répertoire de médecine dosimétrique*.

M. le Dr Goyard a été encore plus heureux : il a guéri en trois jours (en 1896) un jeune garçon de 14 ans, atteint de cette maladie, diagnostiquée par un autre médecin, non dosimètre.

Mais le progrès devait aller encore plus loin. Avec une connaissance plus complète des propriétés pharmaco-dynamiques des alcaloïdes, avec un maniement plus fréquent des préparations sous lesquelles ils sont employés, certains médecins dosimètres (1) en sont arrivés à les administrer avec une assurance telle qu'ils ont pu obtenir en quelques heures

---

(1) Le Dr Bourdon, de Méru, est de ce nombre. MM. les Médecins vétérinaires Légier et Lépinay obtiennent des succès semblables dans la médecine animale.

la jugulation d'états morbides graves, qui auraient exigé, dans les cas les plus heureux, un traitement de 8 à 15 jours par les procédés de la médecine classique.

Il nous est donc permis de conclure de tous ces faits, après tous ceux du même genre qui ont été recueillis depuis vingt-cinq ans dans le *Répertoire de médecine dosimétrique* ou dans le *Bulletin de médecine et de pharmacie dosimétrique* que la médecine, redevenue vitaliste avec la dosimétrie, est entrée, par elle, dans sa véritable voie.

Avec les armes perfectionnées qu'elle en a reçues et dont elle a reconnu la justesse, elle a repris confiance en elle-même ; elle a abandonné l'expectation, c'est-à-dire l'inaction dissimulée, que lui avait imposée l'incertitude des préparations galéniques, pour redevenir militante, attaquer la maladie de front, la combattre avec énergie, certaine, enfin, qu'elle peut le plus souvent la terrasser.

C'est pourquoi le professeur Laura, de Turin, a pu dire, sans exagération, que, grâce à Burggaaeve, la thérapeutique est enfin revenue à l'idéal de Celse : « Guérir vite, sûrement et agréablement » ou *cito, tuto, jucunde,* ce rêve de toutes les écoles, ce but poursuivi par tous les esprits élevés et les plus nobles cœurs.

Voilà le service rendu par la dosimétrie à la science et à l'humanité !

Il n'a été possible que par un emploi intelligent d'agents thérapeutiques bien définis et d'une portée certaine.

Ces agents (1) attaquent à la fois la cause et les effets des maladies ; ils relèvent la vitalité et ainsi ils permettent à l'or-

---

(1) L'École semble vouloir reconnaître la supériorité des alcaloïdes sur les plantes qui les fournissent, cela ressort de la communication du D' Huchard, faite le 27 avril 1897, à l'Académie de médecine, sur « l'Œdème aigu des poumons ».

ganisme de résister d'abord à l'action déprimante des toxines qui empoisonnent le sang dans toutes les maladies un peu sérieuses, puis de les détruire ou de les rejeter au dehors.

Ces armes sont nos *anti-toxines* à nous, médecins dosimètres, et nous avons de très sérieuses raisons de les préférer, dans la très grande généralité des cas, à celles que met en action la sérumthérapie.

Elles, du moins, ne laissent jamais dans l'organisme, après la guérison vraie ou apparente, des principes nocifs, capables de se révéler ultérieurement et d'une façon soudaine et inattendue, par des troubles de la plus haute gravité et quelquefois par la mort.

La dosimétrie ne redoute rien des découvertes de la science ; elle sera toujours à leur niveau ; elle ne sera jamais en contradiction avec elles, parce que sa méthode, née de l'expérience et de l'observation, est fondée sur les lois de la vie et que ces lois sont, comme la vérité, immuables et éternelles.

Et puisqu'elle donne au médecin le moyen de juguler les maladies aiguës, de les empêcher d'aboutir à des lésions organiques mortelles, elle met bien l'homme à même, comme nous le disions en commençant, de vivre aussi longtemps que le comporte sa constitution, c'est-à-dire de ne mourir que de vieillesse.

Paris. — Imp. Wattier Frères, 4 rue des Déchargeurs

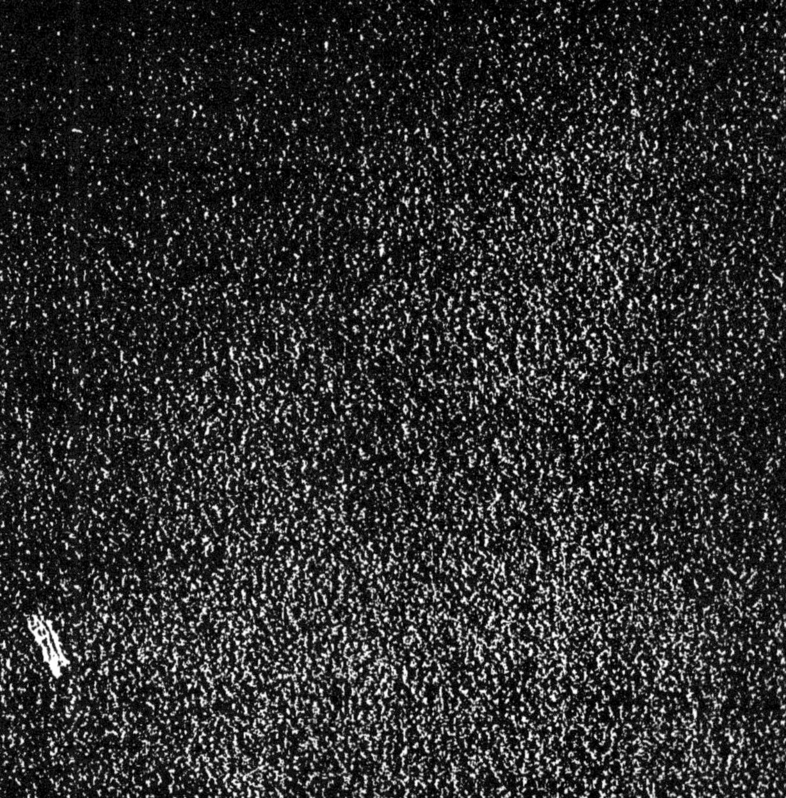

www.ingramcontent.com/pod-product-compliance
Ingram Content Group UK Ltd.
Pitfield, Milton Keynes, MK11 3LW, UK
UKHW021712130726
13696UKWH00004B/1763